AF460260

Dr F. MARTZ.

L'INSPECTION MÉDICALE DES ÉCOLES

avec Modèles de Rapports et Fiches

CONFÉRENCE

Faite le 7 Avril 1914, à la Chambre de Commerce

Sous les auspices du Syndicat des Intérêts Chalonnais

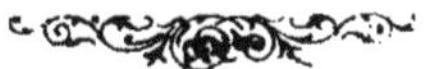

CHALON-SUR-SAONE
IMPRIMERIE GÉNÉRALE ET ADMINISTRATIVE
Rue du Temple et rue de Lyon

1914

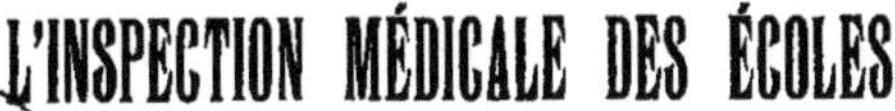

L'INSPECTION MÉDICALE DES ÉCOLES

avec Modèles de Rapports et Fiches

Conférence faite le 7 avril 1914, à la Chambre de Commerce, sous les auspices du Syndicat des Intérêts Chalonnais.

par le Docteur F. MARTZ

I. — Historique

Il y a quelques mois, Monsieur le Président du Syndicat me demanda de faire une conférence sur l'Inspection Médicale des écoles; comme à titre de médecin, ce sujet est de ma compétence, j'ai accepté l'honneur qu'il voulait bien me faire. J'ai eu le plaisir en faisant mes recherches de constater, comme vous avez pu maintes fois le faire vous-même pour d'autres questions, que cette inspection était d'origine française. Nous savons penser mais nous ne savons pas agir et nous laissons trop souvent à d'autres pays, le soin de mettre nos idées en pratique.

Ce fut Lakanal, qui, le 26 juin 1793, déposa sur le bureau de la Convention Nationale un projet de loi sur l'instruction publique, l'article 27 de ce projet imposait aux écoles une visite par un officier de santé ; Duval, Daunon, Delègre, Dupont et Vaudlaincourt demandèrent, à la séance du 3 juillet 1793, que la culture physique fût surveillée dans les écoles par un médecin ; le 13 juillet 1793, Robespierre présentait le rapport de Michel Lepelletier sur la surveillance médicale des écoles et enfin le 5 novembre de la même année, il soutenait la même thèse.

La Convention n'eut pas le temps de voter le décret, l'inspection médicale des écoles se trouva ajournée à un siècle.

L'Empire, en fondant l'Université, institua bien des médecins dans les lycées et collèges, mais ce furent des médecins traitants et non des médecins inspecteurs.

En 1830, le docteur Bourjot soutint une thèse à la Faculté de médecine de Paris, intitulée : « Essai sur la conduite que doit tenir un médecin attaché à une maison d'éducation », il propose la création d'une fiche médicale qui serait tenue à jour au moyen de visites trimestrielles ; c'est peut-être l'origine véritable de l'inspection médicale des écoles.

La loi du 28 juin 1833 ,sur les instances de Guizot, obligeait les communes à veiller à la salubrité des écoles ; le 16 avril 1834, Orfila, alors vice-président du Comité Central de l'Inspection primaire à Paris, ébauchait l'organisation de l'inspection médicale des écoles et demandait deux visites médicales mensuelles pour chaque école.

Les arrêtés du 20 décembre 1842 et du 19 mai 1843 prescrirent la visite médicale hebdomadaire, la surveillance des vaccinations, l'élimination des contagieux ; comme on avait oublié de voter les fonds nécessaires, ces décrets restèrent lettres mortes.

En 1864, Duruy créa la commission d'hygiène pour les lycées, et il faut venir jusqu'au 13 juin 1879 pour que le Conseil municipal de Paris organise l'inspection des écoles telle qu'elle existe actuellement ; la même année, le 14 novembre, Jules Ferry envoie à tous les préfets une circulaire les invitant à instituer l'inspection médicale et les conseillant à engager les médecins praticiens à remplir ces fonctions dans leurs tournées de clientèle.

La loi du 30 octobre 1886, le décret du 18 janvier 1887 réglementent l'inspection médicale des écoles, mais en réalité rien ne fut fait, sauf dans certaines grandes villes.

Les choses en étaient là, lorsque M. Vaillant, député, s'occupa de la question et pendant 8 années, demanda une loi définitive, et enfin le 23 mars 1910, après entente avec les ministères de l'instruction publique, de l'intérieur et des finances, un projet de loi sur l'Inspection Médicale des écoles fut déposé à la Chambre, et la loi n'est pas encore votée.

Je ne veux pas vous lire le texte complet de cette loi et vous entretenir de toutes les discussions sur la nomination des médecins inspecteurs des écoles, je me contenterai de vous résumer les grandes lignes de la nouvelle loi :

L'article 1 énumère les conditions de nomination des médecins inspecteurs, l'article 2 indique sur quoi doit porter l'inspection : 1° Sur les locaux et le mobilier scolaire ; 2° sur le régime hygiénique des établissements; 3° sur l'état sanitaire des élèves; 4° sur l'observation des conditions imposées au personnel en matière d'hygiène ; 5° sur les mesures hygiéniques relatives à la prophylaxie de la tuberculose et des maladies contagieuses ; les articles 3, 4, 5 et 6 concernent le traitement des médecins inspecteurs.

Vous venez de voir où en est l'inspection médicale en France au point de vue légal, il n'est pas sans intérêt de faire un tableau de l'inspection médicale à l'étranger, et je terminerai par l'exposé de l'inspection médicale en France dans les départements où elle existe.

II. — L'Inspection médicale des Ecoles à l'Etranger et en France

En Belgique, depuis 1874, l'inspection médicale et hygiénique des écoles est créée à Bruxelles, et elle peut servir de modèle à tous les pays ; en effet, les médecins inspecteurs visitent les écoles trois fois par mois, un carnet de santé existe pour chaque enfant, avec mensuration du poids, de la taille, de la capacité pulmonaire et de la force dynamométrique. Anvers, Liège et Louvain ont aussi une inspection.

L'Angleterre, par la loi du 1er janvier 1908, a établi et réglé l'inspection des écoles.

Le Danemark possède un service médical scolaire assez bien organisé, avec vaccination gratuite.

La Suède a également un service d'inspection scolaire bien organisé.

Dans les Pays-Bas, à la Haye, ville de 250.000 habitants, les 20.000 écoliers sont surveillés par trois médecins qui ne peuvent faire de la clientèle.

En Pologne russe, l'inspection médicale est à l'état d'ébauche depuis 1894 : à Varsovie, quelques écoles primaires sont pourvues d'un service sanitaire, l'inspection médicale fonctionne bien, surtout dans les écoles privées.

En Pologne autrichienne, les villes de Cracovie, Tarnow, Jaroslaw et de Jasslo confient leur inspection à des médecins municipaux.

La Russie a un service médical scolaire assuré dans les écoles de Moscou et de Saint-Pétersbourg.

En Autriche, le médecin sanitaire, dont les pouvoirs sont très étendus, a les écoles dans ses attributions. Cependant, quelques écoles ont un service indépendant.

La Bohême est un pays modèle au point de vue de l'inspection médicale.295 médecins assurent l'inspection, les écoles de Prague ont 9 médecins et 1 dentiste.

La Bulgarie également a une organisation qui pourrait servir de modèle.

La Roumanie et la Serbie possèdent une inspection qui donne satisfaction.

En Suisse, l'inspection est organisée de différentes manières suivant les cantons. C'est Lausanne qui organisa la première inspection sous les efforts du docteur Joell ;

Genève a 12 médecins scolaires depuis 1888; Bâle, Zurich, Neufchâtel ont des inspections.

C'est en Allemagne que les services de l'inspection médicale des écoles sont les plus développés ; dès 1835, ce pays instituait une ébauche d'inspection scolaire, mais c'est en 1892 que Leipzig créa les premiers médecins scolaires appointés, ils étaient au nombre de 15; Wiesbaden en 1897 créa une organisation qui a été adoptée dans beaucoup d'écoles allemandes, elle est très compliquée et la besogne du médecin scolaire est écrasante, elle coûte fort cher et d'après les statistiques, elle donnerait des résultats excellents.

Berlin possède 44 médecins scolaires et un médecin chef. Francfort-sur-le-Mein a 11 médecins qui surveillent les 1.200 enfants.

L'Italie, le Portugal et l'Espagne ont également organisé l'inspection médicale dans ces dernières années.

En Egypte, au Caire, 3 médecins inspecteurs visitent les 5.000 écoliers.

Dans l'Amérique du Nord, Boston créa en 1890 55 médecins scolaires, chaque médecin a 1.000 enfants ; en 1897, New-York nomma 134 médecins scolaires auxquels furent adjoints 16 oculistes ; actuellement il y a 166 médecins scolaires chargés de surveiller les 523.000 élèves des écoles.

Au Mexique, à Mexico, il y a une inspection médicale qui fonctionne depuis 1908.

A Cuba, les Américains ont imposé en 1900 l'inspection médicale à la Havane.

La République Argentine a organisé la surveillance des écoles par une loi datant de 1884.

L'Uruguay, depuis le 7 août 1908, le Chili, depuis 1904 et enfin le Brésil, depuis 1910, ont organisé leurs services sanitaires scolaires.

C'est au Japon que cette institution est la plus développée. En 1903, il y avait 4.582 médecins scolaires ; chaque école dispose de bascules, toises, spiromètres, appareils pour l'examen des yeux et des oreilles.

En France, l'inspection médicale n'existe qu'à l'état d'ébauche dans 36 départements et dans quelques grandes villes de 19 autres; 8 départements rémunèrent leurs médecins inspecteurs.

Chose curieuse, c'est la ville d'Alger qui créa le 21 mars 1855 la première inspection médicale des écoles maternelles, plus tard, en 1871 et 1872, étendue aux écoles primaires.

Au Havre, M. Jules Siegfried, en instituant le 18 mars 1879 le bureau municipal d'hygiène, mit l'inspection scolaire dans les attributions du directeur : actuellement les 18.000 écoliers de la ville sont visités par le directeur, assisté de 4 médecins.

Au Creusot, tous les vendredis, de 2 à 5 heures ,le médecin scolaire assisté d'un infirmier visite et tient à jour les fiches sanitaires des écoliers.

Montceau-les-Mines a installé une inspection qui fonctionne à la satisfaction des familles et du personnel enseignant.

A Nice, le docteur César Roux a institué l'inspection scolaire suivant ses données.

Lyon a copié l'installation du Havre. Depuis 1880, le directeur du bureau d'hygiène, assisté de 7 médecins, d'un microbiologiste, d'un ophtalmologiste, d'un oto-rhinolaryngologiste, d'un dentiste et d'un psychiatre, dirige l'inspection scolaire.

Nancy, Bordeaux, Tourcoing et Nantes sont pourvus d'un service d'inspection scolaire.

A Paris, l'inspection scolaire, ébauchée par Orfila en 1834, ne fut réellement organisée qu'en 1879; elle fonctionna tant bien que mal jusqu'en 1910 où elle fut réorganisée à la suite du rapport du docteur Guibert.

Tout récemment, c'est-à-dire le 25 septembre 1913, M. le Préfet de la Seine a pris un arrêté dans lequel il réglemente d'une façon définitive l'inspection scolaire : je vais vous résumer rapidement le texte de ce décret :

Chaque école doit recevoir hebdomadairement la visite du médecin inspecteur, tous les locaux doivent être inspectés.

Les articles 5, 6 et 7 concernent la prophylaxie des maladies contagieuses et l'inspection collective des enfants; les articles 8, 9 et 10 s'occupent de l'éviction et de la réadmission des enfants; la fiche sanitaire individuelle comprend les articles 11, 12, 13 et 14, enfin le médecin inspecteur est tenu de faire des rapports à la direction de l'enseignement, une fois par mois avant le 5 du mois suivant, en dehors de ces rapports périodiques, le médecin inspecteur adresse à la Direction de l'enseignement un rapport de circonstance chaque fois qu'il se produit un fait important, tel que : la désinfection, le licenciement ou la fermeture d'une école; enfin l'article 18 est consacré à l'inspection des écoles privées. Il n'est pas question dans ce décret de la visite des écoles nouvellement construites, ni de l'avis du médecin inspecteur sur les écoles à construire.

Je signale en passant qu'un concours aura lieu le 5 mai 1914, à Paris, pour la nomination de 30 médecins chargés de l'inspection des écoles de la ville de Paris; les conditions à remplir sont : d'être de nationalité française et pourvu du diplôme de docteur en médecine, d'avoir au moins 32 ans et 5 années de pratique professionnelle.

Tel est l'historique et l'état de l'inspection médicale des écoles depuis sa création en France et à l'étranger; il me reste à parler de l'inspection médicale des écoles, de son fonctionnement et des résultats pratiques qu'on peut en tirer.

III. — L'Inspection médicale des écoles

A. BUT

Autrefois, l'inspection médicale des écoles se bornait à appliquer les mesures de prophylaxie en cas d'épidémie; actuellement les choses ont changé; l'inspection des écoles a pour but :

1° La surveillance hygiénique des locaux et du mobilier scolaire ;

2° La prophylaxie des maladies contagieuses à l'école ;

3° La surveillance sanitaire de l'écolier au moyen de la fiche sanitaire individuelle.

1° Surveillance hygiénique des locaux et du mobilier scolaire. — Cette surveillance comporte le contrôle régulier et fréquent de la salubrité des locaux au point de vue de la propreté, du cubage de l'aération, de l'éclairage, du chauffage, de l'eau potable, de l'alimentation, de l'évacuation des matières usées.

2° Prophylaxie des maladies contagieuses. — C'est une des parties les plus importantes de l'inspection, le médecin ne doit pas se borner à appliquer le règlement qui fixe l'opportunité des évictions ou des licenciements, il doit s'attacher à dépister les maladies contagieuses, à instruire les maîtres sur les premiers symptômes de ces maladies.

3° Surveillance sanitaire de l'écolier. — Elle est assurée par l'établissement de la fiche sanitaire individuelle ou casier sanitaire de l'écolier ; elle comprend les renseignements sur les maladies antérieures et les données anthropométriques, physiologiques et organo-anatomiques sur l'écolier ; dans un instant j'aurai à vous dire comment on établit la fiche sanitaire.

B. — FONCTIONNEMENT

Le fonctionnement de l'inspection médicale est parfaitement défini dans le décret du 25 septembre 1913, et pourtant il serait nécessaire d'ajouter deux choses ; la consultation du médecin inspecteur sur les écoles à construire et la visite des écoles nouvellement construites ; l'inspection médicale des écoles ainsi réglementée comprendrait donc :

1° Consultation du médecin inspecteur sur les plans d'une école à construire ;
2° Visite par le médecin inspecteur des écoles nouvellement construites ;
3° Visite hebdomadaire des écoles.

Je vais développer ces trois questions qui constituent à elles seules toute l'inspection médicale des écoles.

1° Consultation du médecin inspecteur sur les écoles à construire. — Le médecin inspecteur devrait être appelé à donner son avis sur les plans des écoles à construire, mais actuellement le médecin n'est pas consulté ; on se contente de présenter les plans au conseil d'hygiène, et il est d'usage de faire visiter les écoles une fois construites et prêtes à recevoir les élèves; il serait plus rationnel que le médecin inspecteur fût appelé à donner son avis, en même temps que le conseil d'hygiène; il pourrait faire des observations sur le choix du terrain, l'orientation, la distribution des locaux, l'évacuation des résidus, etc. Il pourrait établir ensuite un rapport et indiquer les modifications à faire sur les plans.

2° Visite par le médecin inspecteur des écoles nouvellement construites. — L'inspection doit porter sur l'ensemble des constructions et les conditions hygiéniques de la nouvelle école, mais les trois points suivants attireront particulièrement l'attention du médecin : la qualité des eaux de boissons, le mode d'évacuation des eaux pluviales et ménagères et l'installation des cabinets d'aisances.

La plupart du temps le médecin inspecteur devra exiger l'analyse chimique et surtout l'analyse bactériologique des eaux de boissons ; en cas d'eau contaminée, il devra prescrire l'emploi de l'eau bouillie ou stérilisée.

L'évacuation des eaux pluviales et ménagères devra exiger des canalisations étanches sans stagnation, et avec siphons.

Les cabinets d'aisances, les urinoirs seront visités, le siphonage des conduites, l'installation des sièges, l'écoulement des urines seront étudiés ; les vestibules, les escaliers, les préaux et les cantines seront visités, enfin les classes seront l'objet d'une étude complète au point de vue de l'orientation, de l'éclairage, du chauffage, du cube d'air, de la ventilation, des matériaux employés sur les murs et plafonds.

Le mobilier scolaire sera approprié à la taille des enfants.

La visite terminée, le médecin inspecteur adressera un rapport à la direction de l'enseignement.

3° Visite hebdomadaire des écoles. — La consultation du médecin inspecteur sur les écoles à construire, la visite des écoles nouvellement construites sont des obligations qu'il n'a à remplir que rarement et peuvent être considérées comme un travail accessoire, et l'inspection médicale des écoles peut être résumée dans cette seule et unique obligation : « La visite hebdomadaire des écoles ».

Je vais développer aussi complètement que possible en quoi consiste « La visite hebdomadaire des écoles » ? Comment se fait cette visite, et les résultats qu'on peut en tirer ?

La visite hebdomadaire consiste dans la surveillance sanitaire des locaux, la prophylaxie des maladies contagieuses et la surveillance sanitaire de l'écolier par sa fiche.

Surveillance sanitaire des locaux. — La surveillance sanitaire des locaux est parfaitement définie par le règlement du 25 septembre 1913, dont voici le texte : « A son arrivée dans chaque école publique, le médecin inspecteur commence par procéder aux examens des locaux (vestibules, préaux couverts, cours de récréation, cabinets d'aisances, urinoirs, lavabos, escaliers, couloirs, classes, température des classes, etc.) Il est accompagné dans cette visite par le directeur ou la directrice qui lui donne tous les renseignements utiles et auquel il présente les observations et recommandations que peut lui suggérer l'état des locaux. Il visite ensuite la cantine scolaire, s'assure de la qualité des aliments et de leur mode de préparation.

Le décret de septembre 1913 ne parle pas de l'inspection générale des bâtiments ainsi que le conseillent plusieurs auteurs. Je crois pour ma part que c'est une pratique très utile. Deux fois par an, en décembre et en juin, le médecin inspecteur visitera les bâtiments et s'occupera des différentes questions d'hygiène générale fort importantes que je vais développer, telles que la photométrie, la ventilation, le chauffage, les eaux de boissons et surtout l'air respirable, etc.

Toutes ces recherches n'ont besoin d'être faites qu'une ou deux fois par an, mais vous pouvez vous rendre compte qu'elles présentent une importance capitale dans l'inspection scolaire et je ne crois pas qu'elle surcharge beaucoup le médecin.

La visite des classes portera sur l'éclairage, parfois il sera nécessaire de faire des recherches photométriques, on se sert pour cela du photomètre de Truc; il est constitué par un cadre de 0.23 de long sur 0.17 de large, dans ce cadre se trouve répété 5 fois le même texte et recouvert successivement par 1, 2, 3, 4 et 5 lames de verre d'égale épaisseur et teinte identique ; un cordon de 0,33 est fixé à l'appareil, et l'extrémité libre est maintenue contre l'apophyse orbitaire de l'observateur ; il suffit de placer l'appareil dans la salle pour apprécier l'éclairement ; les textes 3 à 5 doivent être visibles .

La ventilation et le chauffage feront l'objet d'une attention particulière. L'état de l'air respirable est encore plus important, le cubage, 5 mètres par enfant, étant très faible, nécessite un renouvellement d'air assez fréquent grâce au système de ventilation qui existe dans toutes les écoles. Souvent, il sera nécessaire d'examiner l'air respirable des classes au point de vue de sa richesse en acide carbonique et oxyde de carbone. La question de l'air respirable est à l'ordre du jour surtout à l'étranger, où nombre de travaux viennent d'être publiés, et en particulier sur la présence de l'oxyde de carbone dans les locaux.

Actuellement, les appareils scientifiques pour vérifier l'air respirable devraient exister dans toutes les écoles.

Je signale en passant rapidement les procédés pour rechercher pratiquement ces gaz dans l'air des classes :

Pour doser l'acide carbonique, on se sert des appareils d'Angus Schmitd et de Bertin-Sans ou d'Hébert et Heim.

L'appareil imaginé par Levy et Pecoul est très facile, il consiste à faire passer un volume connu d'air dans une solution titrée de soude, puis on ajoute un volume déterminé de liqueur d'acide sulfurique titrée et 2 gouttes de solution de phtaléïne de phénol; si la solution reste rose c'est qu'il y a moins d'un millième d'acide carbonique et l'air est salubre ; du reste la commission d'hygiène industrielle au ministère du commerce a fixé à 1/1000 la proportion d'acide carbonique, c'est-à-dire 100 litres par 100 mètres cubes d'air, qu'il ne faut pas dépasser dans les locaux où doivent séjourner plusieurs personnes.

Sur 27 écoles examinées, MM. Lévy et Pécoul ont constaté que dans deux seulement l'air contenait moins de 100 litres d'acide carbonique par 100 mètres cubes, toutes les autres dépassaient.

Le dosage de l'oxyde de carbone est encore plus important que celui de l'acide carbonique. Sa présence dans les classes peut être due à une foule de causes : Fissures dans les maçonneries mettant en communication recte les locaux avec les conduites de cheminées, refoulement des gaz par les cheminées, filtration de l'oxyde de carbone par le métal des appareils de chauffage portés au rouge, fuite du gaz d'éclairage qui en contient 8 à 10 %.

Les méfaits de ce gaz sur l'économie sont considérables ; il empoisonne lentement et sûrement, et nombre de maladies telles que l'anémie, chlorose, paralysie, sont occasionnées par ce gaz.

La présence des traces d'oxyde de carbone joue un rôle important dans l'étiologie de la tuberculose.

Les appareils pour le doser sont nombreux : le grisoumètre de Grehant, dont je me suis servi au Laboratoire de ce savant au Muséum, est très pratique, mais il nécessite un courant électrique; l'examen spectroscopique du sang d'un oiseau ayant respiré l'air suspect est encore assez compliqué. Les appareils de Berthelot, d'Hébert et Heim sont des procédés de laboratoire.

Les deux procédés pratiques sont le procédé de Lévy et Pécoul et l'emploi du toximètre de Guasco.

La méthode de Lévy et Pécoul décèle un cent millième d'oxyde de carbone ; elle consiste à faire passer un volume connu d'air suspect dans un tube en U contenant de l'acide iodique anhydre chauffé à 70°, qui sous l'action de l'oxyde de carbone donne de l'iode libre qu'on recueille dans un peu de chloroforme qu'il colore en violet et où on peut titrer l'iode mis en liberté.

MM. Lévy et Pécoul ont trouvé dans certaines écoles de Paris jusqu'à 1 litre et demi d'oxyde de carbone par 100 mètres cubes d'air.

Le toximètre de Guasco, breveté et présenté à l'Académie des sciences en 1912, est l'appareil le plus pratique pour déceler l'oxyde de carbone; il devrait exister à côté du thermomètre non seulement dans toutes les classes, mais dans les appartements particuliers et dans toutes les usines qui utilisent l'oxyde de carbone comme moyen de chauffage ; beaucoup de personnes et surtout beaucoup d'ouvriers éviteraient des malaises et même des maladies dont le médecin ne peut trouver la cause.

Le toximètre de Guasco repose sur la propriété que possède la mousse de platine de s'échauffer au contact des gaz combustibles, et alors il n'est pas difficile de comprendre comment cet échauffement peut déplacer dans un tube thermométrique une petite masse de mercure qui vient établir un contact et fermer un courant actionnant une sonnerie ou une lampe lorsque la dose d'oxyde de carbone est toxique.

Un modèle sans sonnerie ou lampe a été construit et la colonne de mercure indique sur une échelle la proportion de gaz délétère ; cet appareil est d'un prix abordable, 18 francs environ.

Prophylaxie des maladies contagieuses.— Après l'examen des locaux le médecin avec collaboration du directeur s'occupe des enfants absents par suite de maladies contagieuses ou autres, et surtout des réadmissions à l'école des enfants malades, les certificats de rentrée sont vérifiés.

Voici le règlement concernant les réadmissions : 1° Après une absence de 3 à 5 jours consécutifs, l'élève peut être admis, sauf s'il y a présomption qu'il ait été atteint d'une maladie contagieuse ; 2° après une absence de plus de 5 jours de classe consécutifs, l'élève ne peut être admis que sur l'autorisation du médecin.

Naturellement en cas d'épidémie la question de licenciement peut se poser ; d'après les plus récentes observations on a remarqué que le licenciement des écoles augmentait les épidémies, car les enfants en jouant dans les rues se contaminent plus facilement encore qu'à l'école.

Seulement une observation dont on ne tient pas compte est la suivante : il arrive souvent qu'un enfant indisposé quitte la classe, et sa place est immédiatement ocupée par un autre ; s'il est atteint d'une maladie contagieuse il peut contaminer celui qui le remplace.

Cette pratique doit être évitée.

Toutes les fois que le médecin inspecteur le juge nécessaire, il adresse à l'autorité un rapport plus ou moins détaillé sur la situation sanitaire de l'école, les modifications qu'il y a lieu de faire ; pour simplifier les choses, on peut avoir recours à un registre à souche contenant les rapports imprimés à l'avance, comme cela se fait dans certains pays, et le médecin n'a qu'à répondre aux questions posées et noter ses conclusions.

La souche reste à l'école et la portion pointillée est détachée et adressée à l'autorité.

Voici un modèle de rapports à souche :

Ville de..............................
Ecole de..............................
Médecin Inspecteur..........................
Inspection médicale du ....

RAPPORT

Bâtiments....................................
....
Eaux de boissons................................

CLASSES	Photométrie..................
	Chauffage ....
	Ventilation..................
	Cube d'air..................
	Acide carbonique........... ...
	Oxyde de carbone (Toximètre Guasco)...................
	Température des classes au moment de la visite.........

PROPRETÉ...	Classes......................
	Vestibules....................
	Préaux......................
	Cantines ....
	Cours ....
	Urinoirs......................
	Cabinets d'aisances ....
	Egouts ....

Maladies contagieuses............................
....
Etat sanitaire.................. ....

OBSERVATIONS

Le Médecin Inspecteur.

(Partie à détacher)

Ville de.................................
Ecole de.................................
Médecin Inspecteur ....
Inspection médicale du ....

RAPPORT

Bâtiments.......................................
....
Eaux de boissons ....

CLASSES.....
- Photométrie..................
- Chauffage.....................
- Ventilation...................
- Cube d'air.....................
- Acide carbonique.............
- Oxyde de carbone (Toximètre Guasco)....................
- Température des classes au moment de la visite.........

PROPRETÉ...
- Classes........................
- Vestibules.....................
- Préaux.........................
- Cantines.......................
- Cours..........................
- Urinoirs.......................
- Cabinets d'aisances...........
- Egouts.........................

Maladies contagieuses.............................
....
Etat sanitaire.....................................

OBSERVATIONS

Le Médecin Inspecteur.

Surveillance sanitaire de l'écolier. — La fiche sanitaire. — Il me reste à vous parler de la partie la plus intéressante de l'inspection médicale des écoles, c'est de la fiche sanitaire de l'écolier ou pour ainsi dire du casier sanitaire de l'enfant, c'est le plus gros travail du médecin ; c'est grâce à la fiche sanitaire que le médecin pourra surveiller les enfants au point de vue de leur santé, de leur développement et aussi de la prophylaxie des maladies contagieuses ; elle contient tous les renseignements sur la santé de l'élève avant et pendant la période scolaire ; elle servira même à donner des appréciations sur la profession à faire apprendre au jeune écolier sortant de l'école.

C'est dire que la fiche sanitaire doit être l'objet de toute l'attention du médecin inspecteurs.

Les modèles de fiches sanitaires sont très nombreux, tous les médecins inspecteurs ont établi des fiches plus ou moins compliquées ; à tous les congrès de médecins scolaires on a proposé des systèmes de fiches, certains médecins ont créé des carnets de santé.

La ville de Toulouse a fait une fiche sanitaire très pratique ; la direction de l'Enseignement vient de publier un règlement concernant la fiche sanitaire destinée aux écoles de la ville de Paris ; je passe sous silence tous ces détails pour arriver au système des fiches sanitaires qui me paraît le meilleur, qui a été proposé en Belgique, mais qui n'est pas encore appliqué, et qui comporte 2 fiches : **fiche sanitaire de l'instituteur et fiche sanitaire du médecin.**

Fiche sanitaire de l'instituteur. — Cette fiche, imprimée sur papier blanc, remplie et tenue à jour par l'instituteur contient les renseignements généraux sur l'enfant, les maladies contagieuses dont l'enfant a été atteint avant et pendant la scolarité, ainsi que les autres maladies, les tableaux de croissance du poids et de la taille pour inscrire poids et taille de l'enfant, enfin des vaccinations et revaccinations. J'ai supprimé le périmètre thoracique.

Cette fiche est conservée par l'instituteur.

Fiche sanitaire du médecin. — Imprimée sur papier rouge, est la propriété exclusive du médecin ; elle est tenue à jour par le médecin avec toutes les obligations du secret professionnel, et elle est conservée dans une armoire dont il a seul la clé. A la fin de la scolarité elle doit être détruite.

Comme pendant la scolarité on doit faire deux fois l'examen des enfants, elle comporte 2 colonnes où sont notés à chaque examen l'état du cuir chevelu, de la dentition, squelette du nez, gorge, des poumons, du cœur, de la vision, de l'audition, des infirmités : enfin **les enfants y sont classés d'après l'examen en enfants sains, suspects ou malades.**

Telles sont les deux fiches que je crois nécessaires et utiles pour faire avec fruit l'inspection médicale des écoles :

MODELES DE FICHES

1° Fiche sanitaire de l'Instituteur

(Imprimée sur papier blanc, recto)
à remplir par l'instituteur au moment de l'inscription de l'enfant

Ville de ....
Ecole de ....
Médecin inspecteur ....
Nom .... Prénoms ....
Né à .... le ....
Demeurant ....
Père .... Mère ....
Frères ou sœurs vivants........ Morts.......

Maladies contagieuses

	Incubation moyenne	Durée de l'isolement Circulaire 1907	Atteintes antérieures	Atteintes pendant la période scolaire
Coqueluche..........	8	20		
Dyphtérie............	2	40		
Fièvre typhoide......	14	40		
Oreillons............	15	10		
Rougeole..........	10	20		
Scarlatine..........	4	40		
Teigne............	12	20		
Variole............	12	40		
Varicèle............	14	20		

Autres Maladies

	Atteintes antérieures	Atteintes pendant la période scolaire
Bronchites............		
Troubles nerveux......		
....		
....		

(Les réponses seront indiquées par l'année où l'enfant a été malade.)

Fiche sanitaire de l'Instituteur

(Verso)

Croissance

	POIDS			TAILLE		
Ages	Garçons	Filles	Ecolier	Garçons	Filles	Ecolier
5	15.900	15.200		103	101	
6	17.500	17.400		109	108	
7	19.100	19.000		114	113	
8	21.000	21.200		119	119	
9	23.800	23.900		125	124	
10	25 600	26.600		130	129	
11	27.700	29.000		133	134	
12	30.100	33.800		137	141	
13	35.700	38 300		145	148	

Vaccination

Vacciné le ....

avec succès ou sans succès
avec succès ou sans succès
avec succès ou sans succès

Article 9 du décret du 27 juillet 1903. — Dans le cas sans succès, la vaccination doit être renouvelée une deuxième et, au besoin, une troisième fois, le plus tôt possible et au plus tard à la prochaine séance de vaccination.

....

....

Certificat de Revaccination

Le médecin inspecteur des écoles soussigné déclare que l'élève prénoms a été vacciné.

Chalon, le.......................

Le Médecin inspecteur.

Nota. — Le présent certificat ne sera délivré qu'en cas de succès ou après trois revaccinations.

....

....

2° Fiche sanitaire du Médecin

(imprimée sur papier rouge)

Instructions. — Cette fiche tenue par le médecin avec toutes les obligations du secret professionnel ne doit jamais sortir de ses mains. Elle doit être conservée dans une armoire dont seul il a la clé. A la fin de scolarité elle doit être détruite.

Ville de ....
Ecole de ....
Médecin inspecteur ....

Nom .... Prénoms ....
Né le ....

	1er Examen le..........	2e Examen le..........
Aspect général..........		
Cuir chevelu...........		
Dentition.............		
Squelette....		
Nez.......		
Gorge...		
Poumons { gauche... ..		
Poumons { droit........		
Cœur......		
Vision { œil droit.......		
Vision { œil gauche....		
Audition { oreille droite.		
Audition { oreille gauche		
Infirmités.......... ...		
.. . .		
.. ..		

Conclusions

	1er Examen	2e Examen
Enfant.	Sain...... Suspect... Malade ..	

Nota. — Indiquer par une croix le résultat de l'examen.

C'est pendant la visite hebdomadaire que le médecin s'occupe de la fiche sanitaire ; tout d'abord l'instituteur ou l'institutrice a rempli la fiche sanitaire qui lui est réservée et les indications générales de la fiche sanitaire du médecin.

Les instruments nécessaires sont : Une toise, une bascule, une échelle de Monoyer, un mètre souple, une montre avec laquelle on a au préalable déterminé à quelle distance l'ouïe est bonne ; la chambre où se fait l'examen doit être spacieuse, bien éclairée et suffisamment chauffée.

Les parents pourront être prévenus, surtout ceux dont les enfants sont suspects.

On choisit pour chaque séance 20 à 30 enfants : ils sont amenés dans la salle par l'instituteur ou l'institutrice par groupe de cinq environ.

Les fiches préalablement remplies, les enfants sont pesés et mesurés sous la direction du médecin.

Les garçons ne gardent que leurs chaussettes, leur pantalon et leur chemise ; les filles, leurs bas, un jupon et une chemise ; les enfants sont pesés le matin avant le repas de midi qui est le plus copieux. C'est une condition indispensable.

Pour la taille, l'enfant est mesuré sans chaussures, avec seulement ses bas ou ses chaussettes. Les filles dénouent leurs cheveux et quittent leurs peignes ; l'opération est faite le matin, afin d'éviter le tassement des disques intervertébraux provoqué par la fatigue.

Les poids et tailles sont inscrits sur la fiche spéciale et le médecin en conclut si la courbe de croissance est normale.

Quant au périmètre thoracique, il est mesuré seulement dans le cas où le médecin le juge nécessaire.

Il pourra alors déterminer le coefficient de robusticité selon la formule de Pignet ou de Mayet (procédé Pignet légèrement modifié). Après avoir pris le poids et la taille, le médecin examine l'enfant s'il le juge nécessaire ou si l'instituteur ou l'institutrice le lui demande.

Mais, par contre, c'est dans une de ces séances que le médecin procédera à l'examen complet de l'enfant. Une première fois dans les trois mois qui suivent son entrée à l'école et pendant sa scolarité.

Cet examen portera sur : l'état général, la peau, le cuir chevelu, la dentition, le système ganglionnaire, le nez, la gorge, le squelette (rechercher la scoliose et la cyphose) ; l'auscultation des poumons et du cœur est pratiquée si cela est nécessaire, enfin l'audition et la vision seront particulièrement examinées.

Pour déterminer l'acuité de l'audition on opère ainsi : le médecin a déterminé au préalable à quelle distance l'ouïe est bonne à l'aide de sa montre ; on trace sur un tableau noir une ligne horizontale d'un mètre, divisée en 20 parties égales et numérotées ensuite dans les 2 sens : 5, 10, 15, 20, 25, etc.; l'écolier se place en face du médecin, le dos tourné au tableau à l'extrémité de la ligne de 1 mètre, l'oreille gauche au zéro ; il a les yeux fermés, l'oreille droite obturée par l'index ; le médecin porte, de la main droite, sa montre sur l'échelle jusqu'à ce que l'enfant entende le tic-tac ; on fait la même opération pour l'oreille droite.

Pour déterminer l'acuité visuelle on se sert de l'échelle optométrique de Monoyer, c'est un carton sur lequel sont imprimées dix lignes de lettres de grosseur progressivement croissante ; la première ligne doit être lue par un œil normal à la distance de 5 mètres, la dernière, la plus grosse, à la distance de 50 mètres ; un œil qui, placé à 5 mètres, ne peut lire que la dernière ligne a une acuité visuelle de 3 ou 4 dixièmes. Le tableau est placé dans une salle bien éclairée, et tout enfant qui a une acuité visuelle normale doit lire la dernière ligne de l'échelle de Monoyer.

Toutes ces observations sont notées sur la fiche médicale du médecin et ce dernier classe les enfants en : sains, suspects et malades ; enfin, il note s'il faut assigner à l'enfant une place particulière en raison de l'acuité visuelle ou auditive, et s'il peut faire des exercices de gymnastique.

Au moment du deuxième examen, c'est-à-dire vers la neuvième année, il est intéressant de signaler si l'acuité visuelle et auditive ont changé. Le médecin signalera également, dans ses observations, si l'enfant doit être envoyé dans les colonies de vacances, représentées par la Clé des Champs à Chalon.

Les enfants arriérés seront signalés de façon à surveiller leur instruction d'une façon spéciale.

On a prétendu que le travail du médecin inspecteur des écoles était colossal ; avec un peu d'habitude, un médecin peut surveiller 1.000 enfants et cela ne demande guère plus de 2 heures de travail par semaine.

C. — **RESULTATS**

Après cette étude sur l'inspection médicale des écoles, on est en droit de se demander si elle donne quelques résultats sérieux. C'est par l'affirmative que je répondrai à cette question, quoique les statistiques ne soient pas encore bien nombreuses ; on trouve dans les documents de la ville du Havre des choses intéressantes. Voici ce qu'ont écrit les docteurs Gilbert et Launay, du Havre :

« Les maladies de peau propagées par la contagion étaient jadis extrêmement répandues, or aujourd'hui les quatre cinquièmes de ces affections rebelles et terribles ont disparu ;

« Les décès par rougeole qui étaient de 100 en 1880 et 1881 n'ont été que de 180 pour les huit années ensemble, c'est-à-dire de 23 par an en moyenne.

« La dyphtérie donne une diminution de 50 % depuis que l'inspection des écoles a été créée ».

Voilà des faits suffisamment éloquents que l'on retrouverait dans toutes les villes où le service a été appliqué et qui sont nombreuses maintenant en France.

D. — CONCLUSIONS

Il me reste à tirer les conclusions suivantes :

1° L'inspection médicale des écoles devrait être installée d'abord dans toutes les villes industrielles où les enfants toujours fort nombreux ont besoin d'être surveillés au point de vue de leur santé ; plus tard l'inspection pourrait être étendue aux campagnes ;

2° Ce serait un moyen de lutter contre la dépopulation ; déjà les Gouttes de lait ont empêché de mourir beaucoup de petits êtres, il faut faire de même pour les écoliers ;

3° La fiche sanitaire servirait à diriger l'enfant dans telle profession que son état de santé lui permettrait .

4° Les frais d'installation et de fonctionnement sont assez minimes.

En terminant, je me permets de demander que la ville de Chalon dote ses écoles primaires d'un service modèle d'inspection.

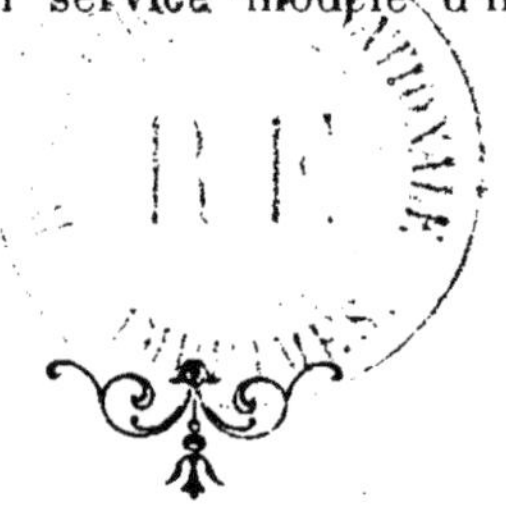

www.ingramcontent.com/pod-product-compliance
Ingram Content Group UK Ltd.
Pitfield, Milton Keynes, MK11 3LW, UK
UKHW020540180726
13839UKWH00006B/2631

9 782329 399768